HISTOIRE VERITABLE DE LA descouuerte de Leau Minerale de la Fontaine de Segray, prés de Pluuiers en Beaulce.

ENSEMBLE LES vertus & proprietez qu'elle à en beaucoup d'infirmitez du corps humain, le tout bien experimenté.

Par L. P. Doct. Med.

A PARIS,
Chez *Abraham Saugrain*, à l'Isle du Palais proche du Pont de Bois.

M. DC. XX.

AVEC PERMISSION.

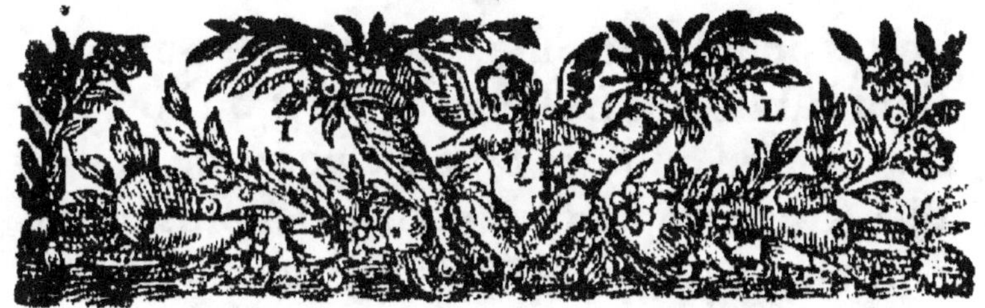

HISTOIRE VERITABLE de la descouuerte de l'eau Minerale de Segray, pres de Pluuiers en Beaulce.

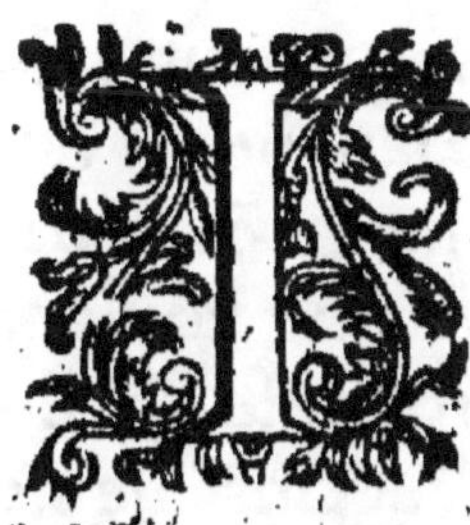

IL n'y à pas fort long temps qu'il a couru vn liuret soubs le tiltre des grandes vertus de l'eau Minerale, & Medecinale de la fontaine de la Haquiniere, lequel dez le commencement attribue tant de vertus & de proprietez à l'eau d'icelle Fontaine, qu'il ne promet riẽ moins qu'vne entiere guerison, d'vne infinité de maladies qui n'auroient voulu ceder aux remedes ordinaires de la medecine. Ce qu'il cõfirme par l'approbation des premiers Medecins du Roy, & par les effects qui s'en ensuiuent tous les iours aux soulagement des malades. Ce tiltre si precieux à donné occasion à beaucoup de personnes, comme à son Autheur de s'enquerir des proprietez de ceste Fontaine, les vns pour leur propre vsage, les autres pour la curiosité, veu mesmes que n'estant distãte que six lieues de Paris, où l'õ void d'ordinaire pulluler tant d'especes de maladies & ou en opposite fleurissẽt les plus beaux esprits, qui par remedes exquis & fouillez dãs le sein de la nature trauaillent tous les iours a reprimer la violance des maux & arrester le cours de leur impetuosité. Il seroit grandement à souhaitter qu'vn remede si benin & familier proche d'vne si grande Ville, par vn expediẽt beaucoup plus court & plus aisé que par tant de diuerses sortes de remedes & de regles austeres en la Medecine si fort redoutees de la plus part des malades, on peut paruenir à vne guerison de tant de langueurs qui vont s'espandre au grand dommage & detriment de ceux qui pour la plusspart ne voulant suiure les aduis salutaires sont cause qu'on donne pour reproche aux Medecins de ne sçauoir donner remede à telles maladies.

Ayant recogneu qu'on y accouroit de toutes parts, & mesmes que plusieurs languissant dés long temps dans le lict s'en faisoient apporter de l'eau, pour leur vsage auec toute la curiosité qui s'en peut souhaiter, sçauoir dans des bouteilles exactemẽt bouchees, &c. neãtmoins les effects que ces malades se promettoyent n'estant accõplis, i'ay creu que c'estoit au defaut de la maniere d'en vser où par le vice de leau, où pour ce qu'elle n'estoit propre à telles gens. De sorte qu'en ayant gousté de celle qui estoit transportee, i'eus desir d'en boire de celle qui seroit puisee en sa source pour en apprendre la difference, & quant & quant les qualitez dont elle pouuoit estre douee, sa couleur est bleuastre, son goust sent le Cuiure & le fer. Mais celle qu'on transporte pert aisemẽt toutes ses qualitez, c'est pourquoy ie n'en approuuerois l'vsage. Et de celle qu'on boit sur les lieux on en à veu plusieurs effects diuers, car aux vns l'vsage en à accreu les douleurs & le mal: aux autres en à osté fort heureusement la cause & les à rendus à leur premiere santé. La confusion y estant si grande indifferemment de toutes personnes que sans aduis, sans distinction on en prend par fois beaucoup plus qu'il ne faudroit, autrefois beaucoup moins d'où n'aist vne inegalité aux effects qui s'en pourroient esperer bien meilleurs qu'on ne les experimente. Si quelque docte Medecin assistoit à la distribution d'icelle eau, & que les regles prescriptes y fussent obseruees, cela tourneroit à la louãge plus grande de la Fontaine & au soulagement des malades.

Or comme le bruit & la renommee de ceste Fontaine se sont espandus si auant aux enuirons & que tant de louanges luy en estoient attribuees. On à esté esmeu par vn bon zele pour le bien public en diuers endroicts de renouueller les vertus que le long temps auoit comme effacez & la negligence quasi abolies en beaucoup de Fontaines qui ne cedent en rien à celle de la Haquiniere, & qui biẽ qu'elles ne soyent si proches de si grãdes villes, cõme Paris pour leur bailler la vogue, ne laissent pas d'auoir d'aussi bonnes qualitez & de rendre de meilleurs effects: l'experience les manifestant chasque iour, i'en pourrois icy rapporter quelques vnes. Msis mon dessein ne se portant qu'à celle qui est nommee au frontispice de celibelle, apres en auoir sommairement desduit les causes qui m'y ont elmeu d'ẽ faire la description, i'en proposeray les essays qui en ont esté faits, pour en sçauoir les qualitez, & en suite les heureux succés qu'elle a produict en ceux qui en ont vsé. Afin de ne frustrer le public d'vn si grand benefice, puis que la nature nous donne tous les iours des nouuelles occasions de rendre graces à Dieu des moyens qui nous sont descouuerts & dont l'vsage nous tourne à profit & à soulagement.

Hyppocrate au commencement du liure qu'il à faict. *De aere, aquis & locis.* Inuite fort vn chascun de ceux qui se disposent à faire la medecine sur tout de s'enquerir de la qualité des eaux des lieux où ils pretendent faire leur demeure. Là où il en remarque beaucoup de differences au poids, à la couleur, au goust, au terroir, par où elles coulent, leur situation où aspect, si le païs est bon où sterile, &c. L'occasion s'estant offerte d'ensuiure l'aduis de ce dinin personnage duquel les iugemens doiuent seruir de reigle & de Loix à tous les Medecins. Estant à Pluuiers ou la renommee de S. Cler s'est espanduë, il y a eu tout plein de personnes de qualité de qui la foy & la probité sont recommandables & de qui l'aage à fait passer par beaucoup d'espreuues qui m'ont aduerty que c'estoit en vain que de si loing on accouroit à S. Cler, veu qu'à vn quart de lieuë de Pluuiers il y auoit vne Fontaine dont le renom auoit esté autrefois fort grãd pour beaucoup de vertus qui en estoient sorties. Ceste occasion me porta à S. Cler, & le retour à Segray afin que le goust recent de l'vne me confirmast ou la conformité où la difference de l'autre.

Ces gens de bien adioustoient la maniere de sa descouuerte en ceste sorte. Feu Monsieur Rosset vn second Hipp. de ce païs qui par ses doctes escrits, & par ses admirables operatiõs s'est acquis vn renom immortel ayant practiqué la Medecine en ce lieu auec tãt d'heur & succez que ses aduis & ordonnances auoient lieu d'oracles. Comme il estoit d'vn tres grand iugement & d'vne curiosité non vulgaire. Il y à enuirõ 60. ans que toutes les Fontaines du Vallõ où est la susdicte (or il y en à beaucoup) tarirent & par consequent la Riuiere, celle cy seule persista tousiours libre en son cours, de sorte que cela engendra de l'estonnement, & de l'admiration en l'esprit de plusieurs. Monſieur Roſſet donc en ayant gouſté & fait quelques eſpreuues des lors s'en ſeruit à diuerſes fois & la rendit long temps celebre. Mais les troubles ſuruenus à la France, la negligence & le peu de ſoin qu'on en à tenu depuis, auoit fait qu'on n'en parloit preſque plus, & que la memoire en eſtoit comme abolie. Cela eſtant commun que bien ſouuent nous recherchons loin auec beaucoup de frais & de peine, ce qui nous eſt familier & domeſtique.

C'eſt donc les diuers bruits de celle de S. Cler qui ont eſté occaſiõ de renouueller la renommee de celle de Segray, & la priere de quelques vns de mes amis, m'õt dõné ſubject d'ẽ faire la deſcriptiõ, joinct que les eſpreuues ont grandement confirmé la bonne opinion qui en auoit eſté conceuë dez long temps eſperant en ſuite qu'elle s'augmentera à l'aduenir pour le bien de tous ceux à qui elle ſera propre.

Le lieu d'où c'elle decoule eſt vn valon entourné de deux Cottaux, arrouſé d'vne petite riuiere plain de prairies, & de bois d'aunes à l'aſpect du Soleil leuant à vn quart de lieuë de Pluuiers, nommé Segray, apartenant à Monſieur Bouleau Procureur en Parlement: La ſource en eſt fort claire, nette & tranſparente, il y à quãtité d'autres Fontaines aux enuirons qui ne participent nullement au meſme gouſt & dont l'eau en eſt beaucoup plus peſante.

Comme

Comme on l'auoit dés long temps negligee, & son cours en estoit bouché en diuers petits endroits par les immondices qui y croupissoyent auant qu'on la curast & rendit nette, il s'y estoit faict plusieurs amas d'eaux sur lesquels il s'y estoit formé au dessus, cõme vne cresme iaulne, reluysante aux rayons du Soleil, & qui aisement s'enleuoit auec la main, neantmoins en la broyant disparoissoit sans aucune aspreté.

Son goust participe du fer, auec vne saueur fort sulphuree, & vne acidité fort agreable, la residence aux pierres d'alentour en est iaunastre.

L'essay en a esté fait en ceste sorte, on en a pris vne grande quantité qu'on a fait boüillir & euaporer, iusques à ce qu'au fonds il s'est trouué vne terre iaune, grasse & lente, qui au gouster auoit vne plus sensible acidite, que l'on ne recognoissoit pas en son eau.

La noix de galle y estant mise en infusion l'eau ne s'en noircit pas incontinent, si on ne l'agite quelque peu, que si on l'y laisse l'espace de deux heures, elle s'espaissit fort & deuiët blanche au dessus, comme du petit laict. Mais ce que i'ay admiré en ses changemens, est qu'aussi tost qu'on y aura mis vne noix de galle si pour en haster la couleur on y verse quelque goutte d'esprit de vitriol, tant s'en faut qu'elle noircisse que ny pour la mouuoir ny pour la longue infusion l'eau en deuienne plus noire ou espaisse : ains elle en paroist beaucoup plus claire, subtile & nette. Ie sçay que le susdit esprit est propre pour attirer toutes sortes de couleurs les communiquer à l'eau ou on l'aura versé. Mais icy il l'empesche totalement & ne laisse pas d'en augmenter grandement son acidité.

Quelques esprits curieux auront volontiers dequoy s'exercer pour en rechercher les causes, mon intention n'estant que d'en exposer ce qui m'en est apparu, i'en laisseray le champ à ceux qui y voudront philosopher.

Or comme vn chacun est curieux de la nouueauté, & que le bruit s'estant espandu aux enuirons, vne infinité de personnes s'y sont transportees pour en vser. Il ne s'est troué personne à qui elle ait faict sentir, ny causé tranchees & douleurs quelconques, voire mesme plusieurs manœuures des enuirons, haletans sous le dur faix du trauail, plains de chault & de sueur durāt les iours caniculiers en ont beu grande quantité, sans en ressentir iamais aucun dommage.

Quant à ceux qui y sont accourus, pour sentir des effets salutaires aux passions qu'ils enduroient, ne voulant icy m'arrester à en deduire les noms : Ie suis certain que beaucoup qui en ont pris ont rendu quantité de sablon & des pierres, qui poussees iusqu'au bout de la verge, pour leur grosseur ou inegalité, ne pouuant aisément sortir, il y a falu apporter de l'artifice que la necessité presentoit sur les lieux pour les acheuer d'attirer.

Plusieurs femmes & filles trauaillées de maladies hysteriques, suffocations, retentions de mois, pasles couleurs, iaunisses, &c. pour en auoir beu à propos durant quelques iours, en ont senty de si grands benefices, que pour auoir vsé autresfois de diuerses sortes de remedes, elles n'en auoient iamais senti la moitié d'allegement, & se sont trouuees gueries, l'eau susdite estant fort aperitiue & detersiue, débouche les obstructions, nettoye les vaisseaux & les fortifie quant & quant par son acidité.

Elle deriue fort la pituite du cerueau, & l'entraine quant & soy par le long vsage. De maniere que beaucoup qui estoient suiets aux catharres pour en auoir vsé quelques iours, se sont trouuez tellement soulagez qu'ils ont confessé se sentir libres d'vn grand fardeau, & les sens iouyr de leurs fonctions mieux qu'ils ne firent iamais.

Ie l'estimerois fort singuliere aux fiebures quartes, & toutes maladies qui prouiennent des opilations de ratte, du foye, du mesentere & de la premiere region en l'application. I'en ay veu des vlceres malignes gueries entierement, ny ayant apporté autre artifice que les lauer tous les matins l'espace de 8. iours. Elle est grandement bonne à la teigne, à la roigne, aux demaniaisons, erisipeles, dartres, impetiges & feux volages, par son humidité, empeschant l'ardeur & l'inflammation, par sa partie sulphuree, dessechant entierement l'humeur, & en corrigeant la malignité.

Les pulmoniques Phtisiques asthmatiques, & tous ceux qui sont trauaillez de telles passions, y trouueront vn remede singulier, puis qu'on recommande si fort le soulphre à telles maladies, & qu'on le nomme l'vnique Baulme du poulmon, le preparant en fleurs en tant de sortes pour le mettre dans les Opiates, Condits, Tablettes, poudres, &c. Voyres mesmes Galien l'ayant recommandé sur toutes choses

I'ay veu des personnes qui n'eussent sceu prendre deux verres de l'eau susdite, qu'ils n'eussent eu le ventre lasche trois heures apres, inuitez souuent d'aller à la Garderobe sans aucune tranchees.

On pourroit icy inserer quantité d'autres maladies, ausquelles elle se pourroit approprier. Mais me contentant d'en auoir desduit quelques vnes, attendant que l'vsage & l'experience nous fortifient en la recognoissance des autres. Ie finiray par la maniere que i'estimeroys estre vtile, quant on en voudroit prendre, & aux saisons. Premieremẽt il est necessaire que le corps soit deuëment purgé s'il est Cacochyme, à fin que les humeurs grossieres ne retardassent son action & son effect ie ne voudrois pas qu'on la beut autre part que ſur les lieux, d'autant que tranſportee elle pert beaucoup de ſa vertu, & que ce fut à ieun, & ayant fait premierement quelque exercice, d'autant que la chaleur naturelle, eſtant eſmeue attire beaucoup pluſtoſt, ce qui luy eſt vtile & exclut quant & quant le ſuperflu. Apres en auoir beu, pareillement la meſme action ſeroit requiſe pour le meſme ſubiet & ne manger de 2. heures apres, & que ce manger ſoit ſobre & de facile digeſtion, pandant le temps qu'on en vſera.

D'en preſcrire la quantité & en donner des regles expreſſes, il eſt fort malaiſé, d'autant qu'il ſe trouue tant de diuerſes complexions, tant de varieté aux temperaments, aux maladies, aux aages, au ſexe, que cela doit deſpendre du iugement de quelque Docte Medecin, qui y ayant eſgard, apres auoir examiné le tout en puiſſe preſcrire le poix & la quantité requiſe.

De toutes les ſaiſons ie n'en voudrois qu'exclurre l'hyuer, ou les autres quant elles participeroient de ſa froideur.

Voyla en ſomme ce qui ſe preſente à dire ſur le faict de ceſte fontaine, & que i'eſpere qui ſe confirmera d'autant plus que l'vſage en ſera plus frequent.

F I N.

Permiſſion.

IL eſt permis à Abraham Saugrain faire Imprimer & vendre les vertus & proprietez de l'eau Minerale de la Fontaine de Segray en Beaulce, & deffences à tous autres d'alterer ny contrefaire ledit liure, en extraire ou autrement le deſguiſer pendant ſix mois, à peine de confiſcation, & de cent liures d'amende, moitié audit Saugrain & moitié aux pauures enfermez, deſpens dommages & intereſts. Faict à Paris ce 3. Septembre 1620.

FERRAND.

www.ingramcontent.com/pod-product-compliance
Lightning Source LLC
LaVergne TN
LVHW012019170826
845678LV00004BA/1568

* 9 7 8 2 3 2 9 6 2 4 7 6 1 *